主审：周 梁　　主编：张 明　徐 静　吴建芳

U0243019

ENT
护理手册

气管切开
病人的
气道护理

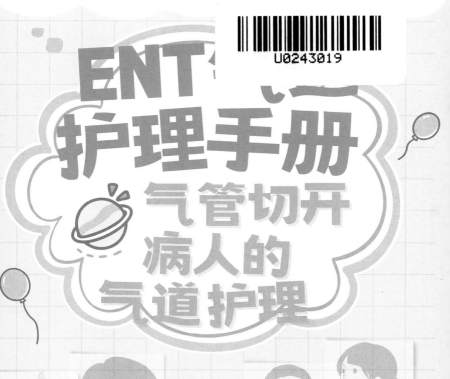

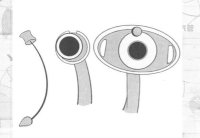

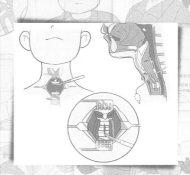

 中国出版集团有限公司

 世界图书出版公司
广州 · 上海 · 西安 · 北京

图书在版编目（CIP）数据

ENT气道护理手册 / 张明，徐静，吴建芳主编 . --
广州：世界图书出版广东有限公司，2023.11
　　ISBN 978-7-5232-0874-8

　　Ⅰ.①E… Ⅱ.①张… ②徐… ③吴… Ⅲ.①气管切
开－护理－手册 Ⅳ.① R473.6-62

中国国家版本馆 CIP 数据核字（2023）第 201262 号

书　　名　ENT气道护理手册
　　　　　ENT QIDAO HULI SHOUCE
主　　编　张　明　徐　静　吴建芳
策划编辑　曹桔方
责任编辑　黄庆妍
装帧设计　张乾坤
责任技编　刘上锦
出版发行　世界图书出版有限公司　世界图书出版广东有限公司
地　　址　广州市海珠区新港西路大江冲 25 号
邮　　编　510300
电　　话　020-84460408
网　　址　http://www.gdst.com.cn
邮　　箱　wpc_gdst@163.com
经　　销　各地新华书店
印　　刷　广州市德佳彩色印刷有限公司
开　　本　787 mm×1092 mm　1/32
印　　张　5
字　　数　104 千字
版　　次　2023 年 11 月第 1 版　2023 年 11 月第 1 次印刷
国际书号　ISBN 978-7-5232-0874-8
定　　价　55.00 元（全 5 册）

咨询、投稿：020-84460408　　gdstcjf@126.com

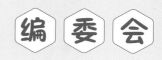

主　审： 周　梁

主　编： 张　明　徐　静　吴建芳

副主编： 徐成志　石美琴　王　晶　陶　鑫　李　辉

编　者：（排名不分先后）

王倩颖（复旦大学附属眼耳鼻喉科医院）

张君莉（复旦大学附属眼耳鼻喉科医院）

肖益芳（中南大学湘雅三医院）

郑洁清（复旦大学附属眼耳鼻喉科医院）

官春燕（华中科技大学同济医学院附属协和医院）

徐　静（复旦大学附属眼耳鼻喉科医院）

龚燕妮（复旦大学附属眼耳鼻喉科医院）

戴　慧（复旦大学附属眼耳鼻喉科医院）

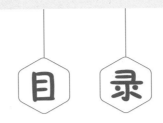

目 录

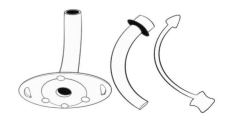

气管切开后会有哪些不适，
如何护理？

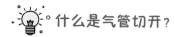 **什么是气管切开？**

气管切开最早可追溯至四千年前，早在 1546 年意大利记载了第一例成功的气管切开术。该手术通过颈部皮肤进入对气管行扩张切开，有效救治存在呼吸困难的危重症人群，为病人快速建立人工气道，是抢救病人生命的重要措施之一。通常气管切开的位置位于颈前区，切开 2～3 气管软骨环，撑开气管前壁后插入合适的气管套管，并做好缝合固定（图 1）。

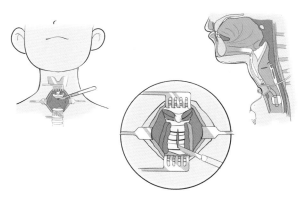

图 1　气管切开

⚝ 气管切开后会有哪些不适？

1. 咳嗽和痰液增多

人体的上呼吸道有天然防御屏障作用，并且像一个低温"小蒸笼"（图2），能够起到对空气加温、湿化的作用；鼻毛和鼻腔黏膜可将吸入的空气进行滤过和清除；气体随呼吸进鼻腔经鼻毛滤过，鼻腔内丰富的毛细血管网及潮湿的黏膜可将吸入气体加温到

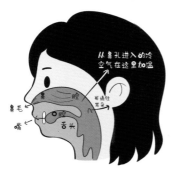

从鼻孔进入的冷空气在这里加温

鼻腔
鼻毛
咽通往耳朵
鼻端
口腔
舌头

图2　上呼吸道

30 ~ 34℃，相对湿度可达 80% ~ 90%；气体到达气管时，则可接近体温 37℃，相对湿度可达 95% 以上；至肺内时气体温度可达 37℃，相对湿度可达 100%。

而气管切开后，人工气道改变了原呼吸道的完整性，也失去了鼻腔对空气的加温、加湿、滤过等作用。当寒冷、干燥、带有粉尘的空气直接吸入气管时，便可引起下呼吸道黏膜的损伤，气管及支气管痉挛，呼吸道黏膜纤毛运动与腺体的功能发生改变，使得分泌物增多，刺激气管壁引起咳嗽和

咳痰（图3）。

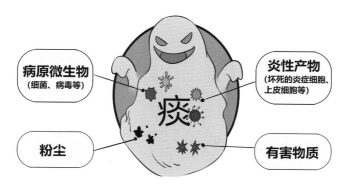

图3 痰液的组成

值得注意的是，当这些分泌物无法及时顺利排出时，将成为微生物生长的"温床"，增加肺部感染的风险，且痰液及其所形成的痰痂也会重新成为阻塞气道的"帮凶"。

2. 吞咽困难

气管切开是口咽部吞咽障碍的病因之一，因为它破坏了正常的吞咽解剖结构和吞咽机制，43%～83%的气管切开病人会合并有吞咽障碍。

3. 发声困难

发声需要人体各器官协同工作，气管、支气管、肺部、胸腹部相关肌群作为发声的动力器官，呼吸的气流就是人们发声的动力源，喉体作为发声的主体。发声时，声带向中间移动，声门闭合，肺部呼出的气流强行通过声门裂的狭窄缝隙，振动声带产生声音，再经口鼻腔等调音器官产生共鸣发出（图4）。

而气管切开后，大部分气流自肺部呼出后直接在颈前造口"泄了气"，无法再经过声门，因而产生了发声的困难。

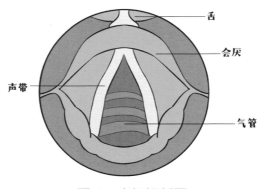

图4　声门解剖图

4. 入睡困难

睡眠质量不佳也是气管切开病人的困扰之一，尤其在术后前三天，病人可能会出现睡眠质量下降甚至失眠，包括以下几个影响因素：

（1）气管导管或其系带的不适：气管导管作为一种异物留置于体内会引起人体不适。此外，气管导管系带过紧可能导致脖子紧勒、头部肿胀；系带过松可能导致气管导管的移位、扭转等，反而刺激了气道黏膜引起咳嗽。

（2）切口疼痛：疼痛是影响外科住院病人睡眠质量的主要因素之一。

（3）咳嗽咳痰：气管切开后可能使咳嗽咳痰增多，影响睡眠。

（4）呼吸方式改变：口鼻呼吸是术前常用的呼吸方式，而术后改为颈前气切口呼吸的方式可能让病人感到不适，从而导致入睡困难或睡后易醒。

如何护理？

（1）保持环境的安静整洁，维持室内的温湿度适宜：温度宜保持 20 ~ 22℃，湿度宜维持在 60% ~ 70%。

（2）恰当的卧位可减轻对颈部皮肤切口的牵拉，有利痰液的排出。建议病人采取平卧并适当垫高颈部，或半卧位（头部抬高 15 ~30°）。

（3）积极有效地咳嗽咳痰，方法：①翻身叩背，一般以空心掌由外向内，或由下至上；②进行深呼吸；③配合适时的吸痰。

（4）妥善固定导管：这点至关重要！不同医院对气管导管固定方式有所不同，系带式和搭扣式固定最为常见，但均需妥善固定避免滑脱。

（5）定时湿化：常规每小时一次喷入气道湿化液，痰液黏稠者适当增加湿化次数，让痰液稀薄更加容易咳出，防止结痂堵塞。

（6）饮食方面：一般建议术后进食软烂质地的食物，如面条、粥等，缓解吞咽时的不适。如有吞咽困难可寻求医护人员的帮助；如反复发生进食时呛咳、误吸的情况，则需辅以鼻饲管进行营养液摄入（图 5），以免造成肺炎、营养摄入不足等问题。

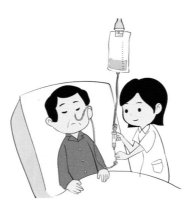

图 5　鼻胃管进食

（7）保持颈部切口清洁干燥，每日更换敷料、及时清除分泌物等，同时做好口腔护理，积极预防感染。

（8）在这段时间里，建议病人使用写字、打手势等代替说话，或短暂地堵塞气管造口进行发声。

（9）如病人有入睡困难，建议病人在睡眠前进行放松训练，如按摩、听轻音乐等，转移对"呼吸方式改变"这件事的注意力。如在睡前感到有呼吸不畅、咳嗽有痰或呼吸有明显痰鸣音（类似沸水的气泡声）等情况，可及时地吸痰，但要避免夜间的频繁吸痰，以免误伤气管和造成不良刺激使分泌物增多，反而影响了睡眠的质量（图6）。

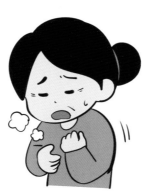

图6　咳痰费力

气管切开后，如何进行气道保湿？

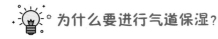

💡 **为什么要进行气道保湿？**

正如前文所提到的，气管切开后，常规的呼吸方式被打破，空气直接从外界进入气管，呼吸道水分随之蒸发（图7）。气管黏膜出现干燥、分泌物黏稠等现象，形成痰栓或痰痂，甚至堵塞气道。另外，气管切开后容易发生感染，置管时间过长，易造成气管黏膜缺血坏死，对肺功能将造

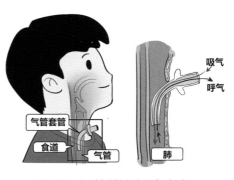

图7　气管筒内气流走向

成一定的损害或引起气道堵塞，肺部感染率随气道湿化程度的降低而升高。因此，气管切开后，气道的湿化至关重要。

气道湿化的常用方法有哪些？

1. 空气加湿法

室内应每天定时通风，环境温度保持 20 ~ 22℃，湿度维持在 60% ~ 70%，可达到一种间接湿化的效果。生活中可使用加湿器来达到空气加湿的目的。

2. 直接滴注湿化法（分为持续气道湿化和间歇气道湿化）

采用直接滴注湿化法来缓解人工气道的干燥缺水，为临床及居家常用的湿化方法，主要用于气管切开后未接呼吸机的病人。持续气道湿化的优点是能保证湿化液稳定、充分、缓慢、持续地进入气道，减少刺激引起的呛咳和憋气反应，但泵入所用的仪器可能限制了病人活动的自由；而间歇气道湿化更适合用于手术后清醒且频繁下床活动的病人，但该方法存在湿化液在气道内分布不均、滴注过多过快引起刺激性咳嗽或缺氧等风险。改良版湿化液喷瓶可有效改善以上问题，其喷瓶设计使液体均匀喷洒，湿化气道（图 8）。

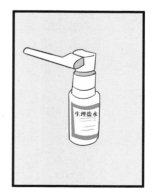

图 8　改良版湿化液喷瓶

3. 纱布湿化法

条件有限的情况下，可以在气管导管或吸氧喉罩上覆盖

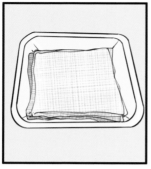

图 9　纱布湿化法

生理盐水湿润的无菌纱布等，起到湿化吸入气体、隔离尘埃的作用。但此法需频繁更换纱布或定时向纱布上喷洒湿化液，且远不能解决呼吸道水分持续丢失的问题，故而不常用（图 9）。

4. 雾化吸入湿化法

包括氧驱雾化方式和超声雾化方式，其利用高速的氧气气流或超声波声能作用于药液，把药液"击碎"分散成很

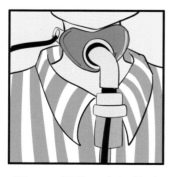

图 10　雾化吸入湿化法

小的颗粒，通过导管进入呼吸道，起到气道湿化的作用。该方法广泛用于各类呼吸道治疗中，但不可长时间持续使用，否则可能造成缺氧和湿化过度，且此法不具有加温作用（图 10）。

5. 呼吸机电热恒温湿化器湿化法

同样可加温、加湿，但该法仅可应用于使用呼吸机的病人，且对慢性呼吸衰竭者不适用（图11）。

6. 人工鼻／湿热交换器湿化法

这是模拟人体湿化系统的替代性机械装置，由吸水材料及亲水化合物构成，可保留呼出气体的热量和水分，当再次吸入气体时，保留的水分和热量会再次与吸入气体融合（图12）。虽然它有过滤、湿化、加温等生理功能，但不能提供额外的水分和热量，如病人已经处于脱水过多、低体温或气道分泌物多或带有血性的状态，则不适用，且价格高昂不易推广。

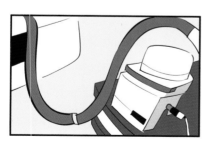

图11　呼吸机电热恒温
　　　　湿化器湿化法

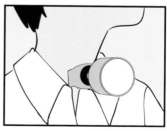

图12　湿热交换器湿化法

常用的气道湿化液有哪些？

1. 0.9% 氯化钠溶液

它是临床中使用最多的湿化液，对呼吸道黏膜没有刺激，也不增加气道阻力，具有良好的湿化气道和稀释痰液的作用。

2. 1.25% 碳酸氢钠溶液

它是碱性溶液，而我们的痰液大多呈酸性，使用该湿化液能使痰液中的黏液蛋白降解，从而促进痰液的排出。

3. 灭菌注射用水

对人体来说它是一种低渗性液体，对痰液稀释有较好的作用，被广泛应用于临床机械通气病人的气道湿化。

4. 药物湿化液

有专家主张将祛痰药或抗炎药物联合湿化水一起使用，可以促进气道分泌物的排出。

 湿化液的量和温度应该如何把握？

机械通气的病人每日湿化量以 200 ～ 300 毫升为宜，但气管切开后的病人因术后意识清醒、自主活动及咳嗽能力良好，故难以达到也无必要进行如此大量的湿化。目前各家医院对于湿化量尚无统一标准，综合病人的舒适度推荐用量为持续湿化每小时 3 ~ 6 毫升。同时还需根据室内环境、病人的身体情况、痰液的色质量、佩戴气管导管的种类等因素和湿化效果灵活调整湿化液量。

湿化液的温度一般建议在 20 ~ 40℃，温度过低有可能造成支气管黏膜纤毛运动的减弱或消失进而诱发哮喘，温度过高则有灼伤局部黏膜的可能。当然，湿化液的储存还需遵循说明书，一般在 2 ~ 8℃。

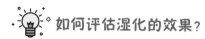 如何评估湿化的效果？

1. 湿化满意

病人会感到呼吸顺畅，能够保持平静的状态；痰液稀薄、能自行咳嗽排出，导管内壁无结痂现象，呼吸时气管内没有明显的异常声响。

2. 湿化不足

病人可能出现突然的吸气性呼吸困难、烦躁、皮肤暗紫及脉搏血氧饱和度下降等；分泌物黏稠，无法自行排出，导管内壁有结痂，呼吸时由于管腔变小，气流振动发出干鸣音。

3. 湿化过度

病人可能出现频繁咳嗽，烦躁不安；分泌物过分稀薄、需要不断吸引，痰鸣音多，可能伴有皮肤暗紫、脉搏血氧饱和度下降及血压的改变。

常见的气管套管有哪些？

临床上，气管套管品种繁多，下面让我们一起来了解几款常见的气管套管及其护理要点。

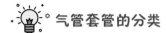 **气管套管的分类**

1. 金属气管套管

临床上常见，适用于各类气管切开术后病人，但放疗病人不宜使用，因为放射治疗的高温会致使金属灼伤皮肤和黏膜组织。这种套管多由合金制成（图 13），套管由外套管、内套管和金属内芯 3 部分组成。外套管在 12 点钟方向有一圆点凸起，内套管前端有一半圆形缺口，两者互补匹配，置入时将内套管缺口对准圆点，到位后旋转内套管，如图中箭头所示，将其缺口部位移至 6 点钟方向即可保证套管固定在位。

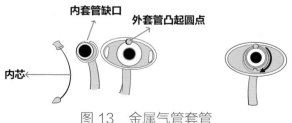

内套管缺口　外套管凸起圆点

内芯

图 13　金属气管套管

优点：①牢固耐用，适合长期使用。②带有内套管，可随时拆卸，方便清洗护理，也不容易堵塞管道。③价格相对便宜。

缺点：①如果使用不当，长期压迫气道里的黏膜，可引起病人呼吸道溃疡、狭窄等。②内套管长期消毒，金属容易变色及变形，导致拿取和插回困难。③不能连接呼吸机进行机械通气。④没有防止分泌物进入下呼吸道的功能。

2. 塑料气管套管

为聚氯乙烯（PVC）或聚氨酯材料。

（1）普通塑料气管套管，该套管弥补了金属气管套管的不足，适合放疗病人放射治疗期间使用，可防止皮肤黏膜灼伤。

这种套管也由外套管、内套管和塑料管芯3部分组成（图14），置入原理同金属气管套管。

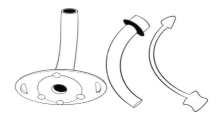

图 14　普通塑料气管套管

优点：①塑料套管材质较轻。②带有内套管，可随时拆卸，便于清洗护理，不易堵塞管道。③拍片或放疗病人照光治疗期间可以使用。

缺点：由于材质原因，不可长时间煮沸消毒，洗刷时也需要"温柔"对待哦。

（2）带气囊的塑料气管套管（无内套管），适用于需要气道保护，避免吸入口鼻分泌物以及随时连接呼吸机的病人。

这种气管套管前端可接呼吸机，末端有一个柔软的气囊，气囊和管道一体化，结合牢固紧密，充气后气囊会呈一个球体，可以起到封闭气道的作用（图15）。

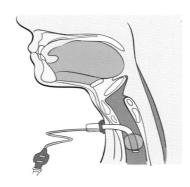

图 15　带气囊无内套管塑料气管单管

优点：①气囊充气后，可防止痰液等分泌物进入下呼吸道。②如管道旁附有一根侧吸的管子，可在气囊放气前，将气囊上方的痰液等分泌物吸除，防止气囊放气后痰液等迅速进入下呼吸道，造成肺部感染的发生。

缺点：①无内套管，在伤口窦道没有形成之前不能取出。②带气囊的气管套管需根据医生的要求按时充和放气囊，防止气囊长时间充盈压迫气道里的黏膜，引起损伤；对于不放气囊者，则需定时监测气囊压力。③气囊内气体抽尽后气囊形成皱褶，容易与气管内壁之间形成狭窄通气道，使气流不畅，不宜用于术后练习堵管的病人。

（3）带气囊塑料气管套管（含内套管），这种套管是目前临床应用广泛且较先进的气管套管，弥补了以上气管套管的各类不足之处（图16）。

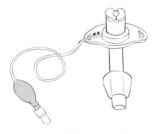

图 16　带气囊塑料气管套管

优点：①套管前端是锥形管尖和圆形闭孔，且该材料会在体温作用下软化，减少了病人在插入套管后的刺激性咳嗽。②配有内套管，可根据病人分泌物多少随时取出内套管清洗，不容易发生套管堵塞，故可放置30天。③可根据病人的病情，随时连接呼吸机。

缺点：价格比上述几款气管套管昂贵。

不同材质和规格的气管套管，其清洗消毒的方法不同

（1）带内套管气管套管：宜每日清洗、消毒内套管3次。如果您觉得分泌物量多且黏稠，可适当增加清洗的频率。

（2）金属气管套管：可选择煮沸法或浸泡法。

① 煮沸消毒具体步骤：A. 将内套管取下，放入耐高温容器中，清水煮沸3～5分钟，使管内痰液凝结后便于清洗；B. 使用专用刷子在流动水下清洗套管内外壁，并对着光检查内套管有无彻底刷净；C. 确认刷净后，再次放入干净清水中，煮沸20～30分钟（注意：从水煮沸开始计时）；D. 待内套管干燥、冷却后立即放回外套管内（图17）。

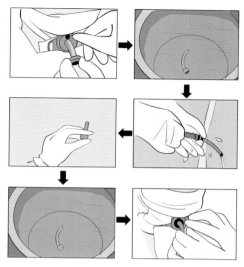

图 17　金属气管套管煮沸消毒步骤

② 浸泡消毒具体步骤：浸泡消毒液可选 3% 过氧化氢溶液或 2% 戊二醛溶液，大致步骤同煮沸法，浸泡时间为 15 ～ 20 分钟。浸泡结束后记得使用生理盐水或灭菌注射用水将消毒液冲洗干净。

（3）塑料气管套管：可选择与金属套管同样的消毒液浸泡消毒，但不能煮沸消毒，以免变形变软，并注意使用柔软的刷子清洗套管，以免套管损伤、开裂。

最后有一则重要提醒！气管套管配备的内芯非常重要，它是医生置入套管时重要的"帮手"，所以一定随身携带！

气管套管堵塞后，应如何处置？

气管套管堵塞是指套管内或套管下方有痰痂或血性结痂等堵塞呼吸道。气管切开放置气管套管后，病人呼吸道正常的加湿、过滤、咳嗽功能减弱，相对一般人容易发生堵塞，根据套管堵塞的严重程度，可出现进行性呼吸困难。表现为呼吸浅快、自觉憋气；严重时面色潮红、口唇青紫、烦躁（图18）；吸痰操作时吸痰管插入套管时阻力大，吸不出痰液或只能吸出少量痰液。一旦发生十分危急，若不及时处理会严重威胁病人的生命。

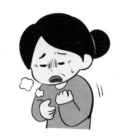

图18　呼吸困难

发生气管套管堵塞的原因可能有哪些？如何预防？

1. 痰液黏稠

气管切开后戴气管套管的病人气道直接与外界相通，呼吸时空气直接由气管口进入气道，同时破坏了上呼吸道正常的湿化、过滤、加温及防御功能，使水分丢失过多，痰液黏稠不易咳出，影响通气功能。因此，做好居家的气管套管护理对于气道安全非常重要。保持室内适宜的温湿度，必要时室内配备加湿器，防止室内空气干燥，尤其是秋冬季。定时湿化，保持呼吸道湿润，具体湿化方法见本册第二问。同时学会深呼吸，有效咳嗽、咳痰，适当运动，多饮水，降低痰液黏稠度。

2. 长时间不清洗内套管

上一问提到气管套管清洗消毒的方法，如果痰液黏稠应该增加清洗的频次，长时间不清洗内套管痰痂会附着在内套管壁上，随着痰痂的增多，可造成内套管堵塞（图 19）。另外，内套管和

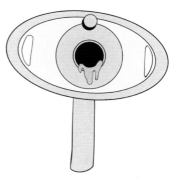

气切口有痰液

图 19　气管套管痰痂堵塞

外套管不宜长时间脱离，每次清洁消毒时间控制在 30 分钟左右，防止外套管被分泌物堵塞。

3. 异物

戴气管套管的病人气道直接与外界相通，没有遮挡物，容易使一些微小颗粒、灰尘、飞虫进入气管内，严重时易

发生气道堵塞而引起窒息（图20）。平时可以用透气的手帕或纱布等遮挡保护或佩戴专业气道防护罩，使进入气管的空气清洁安全，防止因异物堵塞气道（图21）。每次清洗消毒套管完毕后，在光亮处检查内壁是否清洗干净，管腔内千万不可遗留棉絮等异物，以防止气道堵塞。

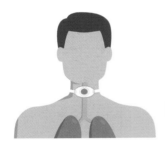

图20　气管套管的位置

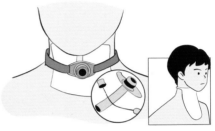

图21　气管套管管口佩戴防护罩

4.肉芽生长

气管切开术后，由于气管套管随吞咽、咳嗽、翻身叩背等动作引起气管套管位置移动，套管远端反复摩擦气管内壁，造成气管黏膜持续性机械创伤，进而气管黏膜发生感染，破坏或影响黏液纤毛层形成，长时间导致黏膜水肿、坏死，黏膜上皮发生化生或异常增生导致肉芽组织形成。另外，胃酸返流也可刺激黏膜致肉芽组织增生。病人要定期随访，有胃酸反流者行抑酸治疗，查看喉腔里面的黏膜有无长好、有无出现肉芽。一旦出现肉芽，比较小的可以采用病变内激素注射治疗；激素雾化吸入可缓解咳嗽症状，也具有抗炎作用，常作为联合治疗的一部分。如果肉芽肿过大或出现活瓣状肉芽肿，且症状严重，可行手术摘除。

如果发生气管套管堵塞该怎么办？

（1）内套管堵塞：用棉絮或单层的纸巾放置在套管口检查（图22），如棉絮或纸巾不随着呼吸浮动，耳听无呼吸音，取出内套管后呼吸改善，检查内套管口或内套管下有痰痂附着，则考虑内套管堵塞。应立即给予清洗、消毒内套管后重新置入即可。

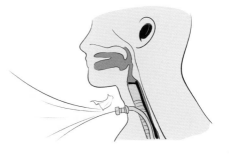

图22　棉片法

（2）外套管堵塞：若取出内套管后呼吸未改善，考虑外套管堵塞。立即拨打120急救电话并带上内芯，等待救护车的同时，可向气管套管内喷入大量湿化液，并配合咳嗽，利用气道内的压力将痰液和痰痂排出。

（3）若有异物掉入气道深部，则应立即拨打120急救电话前往医院。

气管套管移位和脱管后，
应如何急救？

　　气管切开术后会借助气管套管来维护正常的呼吸功能，越来越多的病人在病情稳定后戴管出院（图23）。护理的关键是保证气管套管的通畅，套管移位和脱管是最严重的并发症之一。正常人体内的氧储备量仅1升左右，呼吸停止后4分钟即可耗尽，如不能及时解决通气问题，就会有生命危险。

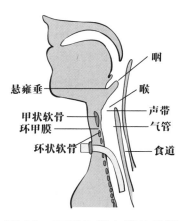

悬雍垂

甲状软骨
环甲膜

环状软骨

咽

喉

声带
气管

食道

图23　正常气管套管的位置

什么是气管套管移位和脱管？

气管套管移位是指导管从气管脱出至皮下或颈部软组织内，从外观上看可无异常。气管套管脱管是指导管外套管脱出气管造口外（图24）。一旦移位或脱管，病人可有不同程度的呼吸困难、呼吸浅快，情绪紧张、烦躁，面色潮红、大汗淋漓，意识逐渐不清等。

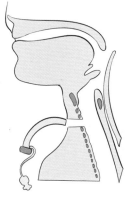

图24　气管套管脱管

有哪些常见因素会导致气管套管移位和脱管？

1. 颈部系带过松或断裂

通常情况下，我们以"三个外科结"固定气管套管，松紧一指为宜（图25左图）。住院期间，护士会定时评估检查系带的松紧情况和外科结的完整性，并要求病人在出院后的自我护理中也定期检查。

但短时间内的体重下降、消瘦会导致颈部系带相对松脱（图25右图）；或者戴管时间较长的病人，系带污染、磨损、遭外力意外拉扯等等原因导致断裂，都会增加导管移位和脱管的风险。

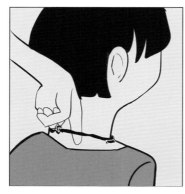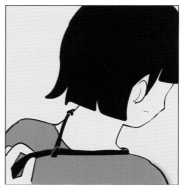

图 25　系带松紧度适宜（左）和系带过松（右）

2. 颈部软组织过厚

过瘦会增加脱管的风险，另一方面，"过胖"也同样危险。成人气管套管长度约 10 厘米，需要穿过皮下软组织到达气管内，形成呼吸的通道。颈部脂肪层肥厚、颈部水肿、伤口感染引起的肿胀等，都是气管套管移位的诱发因素。正常的颈部活动，甚至在床上翻个身，都有可能导致导管从气管内滑出。

3. 居家护理不当

气管套管放置后，需要病人及其家属精心维护，并掌握居家护理知识要点，才能保证其良好的功能。在居家护理过程中，取内套管时将外套管一起带出，更换气管垫时误解气管套管系带是导致导管脱出的最常见原因。

 气管套管移位和脱管后，应该怎么办？

气管切开术后，正常呼吸通道并未被破坏，气管套管移位和脱管的危险程度取决于我们对这一导管的依赖程度。对于已经尝试堵管的病人，发现气管套管移位和脱管，先不要紧张，评估自己是否有胸闷、心悸、呼吸困难等表现。但也不能掉以轻心，需携带好脱出的导管和内芯（图26），尽快就医。对于发现移位和脱管后有呼吸困难表现的病人，应先尽可能保持深呼吸，缓解焦虑情绪，避免加重缺氧，有条件的情况下可予以吸氧，同时拨打"120"。

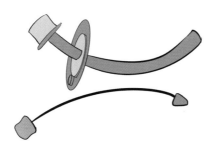

图 26　气管套管和内芯

后　记

　　正常的通气功能对维持人体内环境的稳定有着重要作用。如因各种原因使得气道通畅性受阻或通气功能异常，除了为病人提供及时、有效的医疗处置外，还须对病人进行相关的气道护理。

　　本套书围绕耳鼻喉科气道护理展开，根据不同主题内容分为五册，包括小儿和成人气道急救护理、气管切开病人的气道护理、喉切除术围手术期及居家护理，力求为病人及其家属提供在院前急救、治疗和康复过程中关于气道护理的合理有效的处置措施。

　　本套书由来自复旦大学附属眼耳鼻喉科医院、华中科技大学同济医学院附属协和医院、首都医科大学附属北京同仁医院、中南大学湘雅三医院、山东省立医院等全国九家医院的耳鼻喉科医护领域的 30 多位专家共同编写。由于编者水平所限，不足之处难免，请广大读者不吝赐教，提出宝贵意见。

　　本套书为科普读物，适合普通大众、气管切开与喉切除病人及其家属阅读，也适合耳鼻喉科护士阅读和参考。

张　明　徐　静　吴建芳
2023 年 8 月于上海